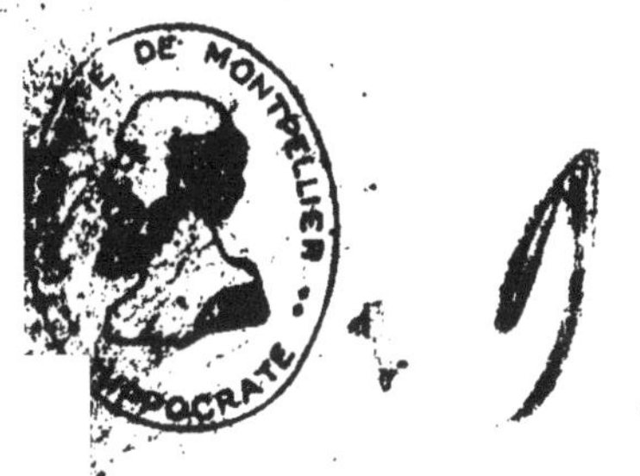

Docteur Louis JOURDAN

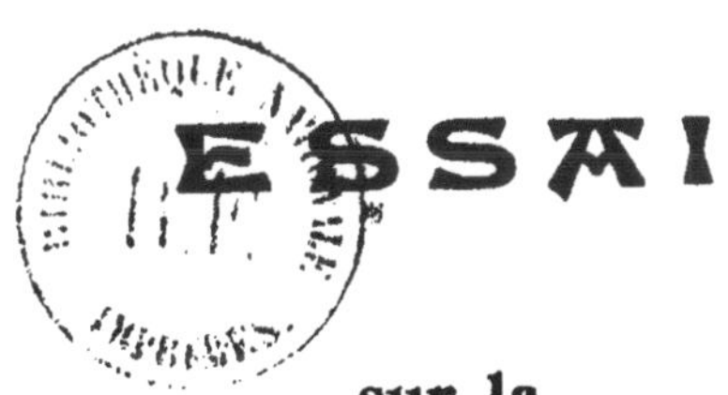

ESSAI

sur la

Névrose de Gustave Flaubert

Montpellier
Firmin & Montane
1922

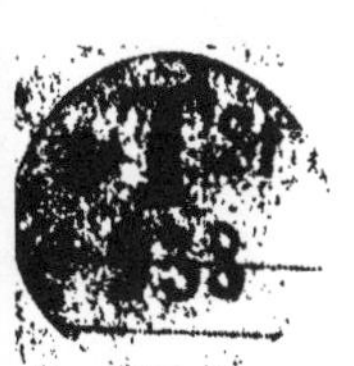

ESSAI

SUR LA

NÉVROSE DE GUSTAVE FLAUBERT

ESSAI

SUR LA

NÉVROSE DE GUSTAVE FLAUBERT

PAR

Louis JOURDAN
DOCTEUR EN MÉDECINE
CROIX DE GUERRE

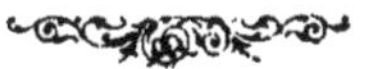

MONTPELLIER
IMPRIMERIE FIRMIN ET MONTANE
3, Rue Ferdinand-Fabre 3

1922

PERSONNEL DE LA FACULTE

Professeurs

Anatomie	MM. GILIS.
Histologie	VIALLETON. GRYNFELTT
Physiologie	HEDON.
Physique médicale	N...
Chimie biologique et médicale	DERRIEN, *doyen*
Botanique et histoire naturelle médicales	GRANEL.
Anatomie pathologique	MASSABUAU.
Microbiologie	LISBONNE.
Pathologie et thérapeutique générales	BOSC.
Pathologie interne	N...
Thérapeutique et matière médicale	VIRES.
Hygiène	BERTIN-SANS (H.)
Médecine légale et toxicologie	N...
Clinique médicale	DUCAMP. VEDEL.
Clinique chirurgicale	TEDENAT. FORGUE, *assesseur*.
Clinique obstétricale	VALLOIS.
Clinique des maladies mentales et nerveuses	MAIRET.
Clinique ophtalmologique	TRUC.
Clinique des maladies des enfants	N...
Clinique chirurgicale infantile et orthopédie	ESTOR.
Clinique gynécologique	DE ROUVILLE.
Clinique d'oto-rhino-laryngologie	MOURET.
Clinique des maladies des voies urinaires	JEANBRAU.

Honorariat

Doyens honoraires: MM. VIALLETON et MAIRET.

Professeurs honoraires : MM. E. BERTIN-SANS, RODET et IMBERT

Secrétaires honoraires: MM. GOT et IZARD

Chargés de Cours complémentaires

Anatomie	GRYNFELTT.
Clinique propédeutique de chirurgie	MM. RICHE.
Clinique propédeutique de médecine	RIMBAUD
Clinique des maladies des vieillards	EUZIERE.
Clinique des maladies syphilitiques et cutanées.	MARGAROT
Médecine opératoire	SOUBEYRAN.
Pathologie chirurgicale	ETIENNE.
Accouchements	DELMAS (P.).
Pharmacologie	GALAVIELLE.
Matière médicale	CABANNES
Clinique des maladies des enfants	LEENHARDT.
Stomatologie	Dr WATON.
Histologie	Dr. GRANEL F.

Agrégés en exercice

Médecine	MM. LEENHARDT. GAUSSEL. EUZIERE. RIMBAUD. MARGAROT.	Chirurgie	MM. RICHE. ETIENNE. LAPEYRE.
		Accouchements	DELMAS (P.)
Anatomie	DELMAS (J.)	Histoire natur.	GALAVIELLE CABANNES
Chimie	MESTREZAT	Physique	PECH

Examinateurs de la thèse:

MM. ESTOR, professeur, *Président*. | MM. EUZIÈRE, agrégé.
DUCAMP, professeur. | RIMBAUD, agrégé.

La Faculté de Médecine de Montpellier déclare que les opinions émises dans les dissertations qui sont présentées doivent être considérées comme propres à leur auteur et qu'elle n'entend leur donner ni approbation, ni improbation.

A LA MÉMOIRE DE MON PÈRE

A MA MÈRE

MEIS ET AMICIS

L. JOURDAN.

A MON PRESIDENT DE THÈSE

MONSIEUR LE PROFESSEUR ESTOR

PROFESSEUR DE CLINIQUE CHIRURGICALE INFANTILE ET D'ORTHOPÉDIE
A L'UNIVERSITÉ DE MONTPELLIER
CHEVALIER DE LA LÉGION D'HONNEUR

A MON MAITRE

MONSIEUR LE PROFESSEUR AGRÉGÉ RIMBAUD

CHEVALIER DE LA LÉGION D'HONNEUR
MÉDECIN CHEF DU CENTRE NEUROLOGIQUE DE LA XVIe RÉGION

A MON JURY DE THÈSE

ET

A MES MAITRES DE LA FACULTÉ DE MÉDECINE
DE MONTPELLIER

L. JOURDAN.

AVANT-PROPOS

« *Vuejo-nous lis espéranço*
E lis raïve dou jouvent
Dou passat la remembranço
E la fé dins l'an que ven. »

« Verse-nous les espoirs et les rêves de la jeunesse, les souvenirs du passé, et la confiance dans l'avenir ».

(F. MISTRAL, *La Coupo.*)

Nous ne voulons point manquer à l'usage qui veut qu'en avant-propos de sa thèse, le jeune médecin remercie ses maîtres. De leurs conseils, de leurs encouragements, de leur enseignement, nous leur savons un gré infini ; nous les prions de bien vouloir trouver ici l'assurance de notre profonde gratitude.

En souvenir des liens de parenté et des relations cordiales qui unissent depuis longtemps nos familles, Monsieur le professeur Estor a bien voulu accepter la présidence de notre thèse, nous l'en remercions infiniment.

Pendant nos deux dernières années d'études, nous avons eu la bonne fortune d'assister notre maître, Monsieur le professeur agrégé Rimbaud, au Centre de Neurologie de la XVIe Région à l'Hôpital Suburbain et aux consultations médicales de l'Hôpital Général. Nous tenons à lui dire ici toute la reconnaissance que nous avons non seulement envers le maître qui, chaque jour, nous initiait à l'analyse scrupuleuse du malade, nous donnant mille rensei-

gnements cliniques et thérapeutiques précieux, mais aussi envers le conseiller qui nous a témoigné sans cesse la plus affectueuse bienveillance et a toujours su dans nos moments de lassitude, trouver les mots qui nous réconfortaient.

Nous ne pouvons nous retenir d'avoir une pensée pour nos camarades de la guerre. Médecin auxiliaire et sous-aide-major au 9e zouaves, au 4e bataillon de chasseurs à pied et au 8e régiment d'artillerie de campagne, nous avons eu sous les yeux de trop magnifiques exemples de courage et d'abnégation pour ne pas nous incliner sur la tombe de ceux qui sont tombés au champ d'honneur, et ne pas envoyer à ceux qui ont survécu, un affectueux souvenir.

Puissions-nous, héritier des vertus de nos ancêtres et fidèle aux principes reçus à cette Faculté, mériter que l'on écrive un jour sur notre tombe les vers du sonnet que le félibre de Berluc-Perussis voulait faire graver sur la sienne:

> *« Moundo, oublido me dins ma sourno bori!*
> *. . . . .*
> *Emai qu'en passant li gent de l'endré*
> *De mei vici parent lausant lou noum flori*
> *Fagoun: « En pérou, éro bou e dré*
> *E d'aquel oustaou gardaren mémori! »*

« Monde oublie-moi dans ma sombre retraite!... Pourvu qu'en passant les gens de l'endroit, de mes vieux parents louant le nom illustre, disent: « Lui aussi était bon et droit, et de cette maison, nous garderons mémoire ».

ESSAI

SUR LA

NÉVROSE DE GUSTAVE FLAUBERT

AVERTISSEMENT

« *Rien n'est à rien, tout est à tous*
Il faut être ignorant comme un maître d'école,
Pour se flatter de dire une seule parole
Que personne ici-bas n'ait pu dire avant vous:
C'est imiter quelqu'un que de planter des choux.

(A. DE MUSSET, *Namouna*, II.)

En écrivant ces quelques pages sur la névrose de Flaubert nous n'avons certes pas la prétention de faire œuvre originale. De nombreux médecins ont étudié la pathologie de Flaubert et publié des pages du plus haut intérêt. En particulier le docteur René Dumesnil dans sa thèse sur *Flaubert et la Médecine*, et le docteur de Lastic dans la sienne sur *La Pathologie mentale dans les œuvres de Flaubert* ont écrit des études solides dont nous nous sommes souvent inspiré. Nous signalerons aussi divers articles de M. Henry Céard, de l'Académie Goncourt, lequel a répondu fort aimablement aux renseignements que nous lui avons demandés.

Nous avons cependant pensé que sans être accusé de plagiat, nous pouvions essayer de dégager les traits essentiels de cette névrose, tant dans le caractère et la vie de Flaubert que dans ses œuvres.

I

Lors de la mise en vente de Salambô en 1862, le *Figaro*, dans un article signé Dargès, blâmait le style de l'ouvrage et le qualifiait d' « épileptique ». Cette épithète inattendue surprit amis et ennemis de l'auteur et fut tenue pour une indication pathologique sur l'état de sa santé. En 1882, les « Souvenirs » de Maxime du Camp (témoin indiscret des misères de son ami), précisèrent malheureusement les soupçons. Plus tard la Correspondance de Flaubert, éditée par Mme de Commanville, nièce du défunt, ne permit plus d'ignorer le mal puisque dans maintes lettres à Louise Collet, à Louis Bouillet. Flaubert se fait l'historien de son propre cas.

II

On ne trouve aucune tare nerveuse évidente dans les antécédents héréditaires de Flaubert. Sa mère était toutefois fort impressionnable; elle eût quelques hallucinations à la mort de sa fille, un ictus à 73 ans, et mourut à 77. Son père, ancien interne de Dupuytren, devint chirurgien de l'Hôtel-Dieu de Rouen où il acquit une forte notoriété. Il avait de violents accès de colère, était très actif, et d'une sensibilité telle qu'il était incapable de retenir ses larmes « à la vue d'un chien souffrant » nous dit son fils.

Gustave Flaubert est né à l'Hôtel-Dieu de Rouen le 12 décembre 1821. Dans son enfance, il a un tempérament lymphatique, a peur de l'obscurité et tombe parfois à terre tout en lisant. Vers 13 ans, il a des idées de suicide, ce qui n'est pas chose rare à l'époque puisque deux gamins de sa classe atteints du « mal du siècle », las de la vie à 15 ans, se tuent l'un en se pendant, l'autre en se tirant un coup de pistolet. A 17 ans, alors qu'il est élève de rhétorique, il écrit quelques courts ouvrages parmi lesquels, *Les Mémoires d'un Fou*, où il décrit son pessimisme naissant.

A 22 ans, Flaubert a sa première crise, Maxime du Camp, l'a longuement décrite.

« Au mois d'octobre 1843, il avait été à Pont-Audemer,

son frère Achille alla l'y chercher. Ils partirent un soir ensemble dans un cabriolet que Gustave conduisait lui-même. La nuit était sombre. Aux environs de Bourg-Achard, au moment où un roulier passait à la gauche du cabriolet et où l'on apercevait au loin sur la droite la lumière d'une auberge isolée, Gustave fut abattu et tomba. Son frère le soigna sur place, espérant sans trop y croire qu'il venait d'être le témoin d'un acte qui ne se renouvellerait pas. D'autres attaques survinrent. Il en eut quatre dans la quinzaine suivante. Le père Flaubert était désespéré et comme malheureusement il appartenait à l'école de Broussais, il ne voyait d'autre remède que la saignée à outrance et augmentait une prédominance nerveuse qui n'était déjà que trop redoutable. Un jour qu'il venait de saigner Gustave, et que le sang n'apparaissait pas à la veine du bras, il lui fit verser de l'eau chaude sur la main. Dans l'effarement dont on était saisi, on ne s'aperçut pas que l'eau était presque bouillante et l'on fit à ce malheureux une brûlure du second degré dont il a cruellement souffert. « Excès de pléthore, trop de force, » trop de vigueur », disait le père Flaubert... Gustave avait pris dans la bibliothèque de son père les ouvrages qui traitaient des maladies nerveuses et les avait lus ; à la suite de ces lectures, il m'avait dit : « Je suis perdu ».

» Bien souvent, impuissant et consterné, j'ai assisté à ces crises qui étaient formidables. Elles se produisaient de la même façon et étaient précédées des mêmes phénomènes. Sans motifs appréciables, Gustave levait la tête et devenait très p âle ; il avait senti l'aura, ce souffle mystérieux qui passe sur la face comme le vol d'un esprit ; son regard était plein d'angoisse et il levait les épaules avec un geste de découragement navrant. Il disait : « J'ai une » flamme dans l'œil gauche » ; puis, quelques secondes après : « J'ai une flamme dans l'œil droit, tout me semble » couleur d'or ». Cet état singulier se prolongeait quelquefois pendant plusieurs minutes. A ce moment cela était visible, il comptait encore en être quitte pour une alerte. Puis son visage pâlissait encore plus et prenait une expression désespérée. Rapidement il marchait, il courait vers son lit, s'y étendait morne, triste, comme il se serait couché tout vivant dans un cercueil. Puis il s'écriait : « Je » tiens les guides ; voici le roulier, j'entends les grelots ! » Ah ! je vois la lanterne de l'auberge ! » Alors, il poussait une plainte dont l'accent déchirant vibre encore dans mon oreille, et la convulsion le soulevait.

» A ce paroxysme où tout l'être entrait en trépidation, succédait invariablement un sommeil profond et une courbature qui duraient plusieurs jours. Cela explique bien des excentricités que l'on a reprochées à Flaubert : jamais il ne sortait qu'en voiture et toute promenade à pied lui était antipathique. Il avait établi en principe que « la mar- » che est délétère », c'était son expresion et il lui est arrivé de passer plusieurs mois à la campagne sans descendre une seule fois dans son jardin. Il ne se sentait en sécurité que dans les appartements. Cette maladie a brisé sa vie ; elle l'a rendu solitaire et sauvage ; il n'en parlait pas volontiers, mais cependant il en parlait sans réserves lorsqu'il se trouvait en confiance. Jamais je ne lui ai entendu prononcer le vrai nom de son mal. Il disait : « Mes » attaques de nerfs » et c'était tout. Avait-il eu sa première crise la nuit sur la route de Pont-Audemer à Rouen ? Il ne le croyait pas ; il se rappelait que trois mois auparavant, il s'était réveillé à Paris dans un état de lassitude extraordinaire qui avait, sans cause apparente persisté tout une semaine. Il était persuadé que son attaque de début s'était produite pendant son sommeil et il avait probablement raison, car ces crises nocturnes étaient assez fréquentes. Elles l'attristaient moins que les autres qui parfois déterminaient en lui de véritables accès de misanthropie. Une fois qu'il avait été saisi dans les prairies de Sotteville, il resta plusieurs mois sans vouloir sortir.

» On s'accoutume à tout, même à la terreur..., mais pendant les trois ou quatre premières années de son mal, Flaubert vécut dans une retraite à laquelle il ne fut pas possible de l'arracher.

» Sa lassitude parfois était telle, après une phrase enfin extraite de sa gangue, qu'il se sentait courbattu, se jetait sur son canapé et s'endormait vaincu par la fatigue.

» Tel je le trouvai en février 1843 à l'Hôtel-Dieu de Rouen, tel il devait être pendant toute sa vie. Dix ans, vingt ans après, il admirait les mêmes vers, recherchait les mêmes effets comiques, avait les mêmes engouements et malgré la chasteté réelle de sa vie, se plaisait à des lectures dont l'obscène bêtise ne parvint jamais à le rebuter... il semble avoir eu toutes ses conceptions vers la vingtième année et avoir dépensé sa vie entière à leur donner un corps... Ma conviction est inébranlable ; Gustave Flaubert a été un écrivain d'un talent rare, sans le mal nerveux dont il fut saisi, il eût été un homme de génie. » (M. du Camp, *Souvenirs littéraires.*)

Nous manquons de précisions sur la fréquence des crises. En 1849, les troubles s'accentuent : Flaubert consulte Jules Cloquet qui conseille le séjour dans les pays chauds. Aussi, le 29 octobre, Flaubert, accompagné par Maxime du Camp, part pour l'Orient. Ils visitent Malte, le Caire, les Pyramides, le Sphinx, la Haute-Egypte, Thèbes, Alexandrie, Beyrouth, Damas, Rhodes, Constantinople, Athènes, Patras et après être passés par Naples et Rome, ils rentrent à Rouen en mai 1851. Au cours de ce voyage, se place un épisode médical intéressant. En mars 1850, passant par Esneh, en Haute-Egypte, Flaubert va rendre visite à la courtisane Ruchouk-Hanem. Cette rencontre provoqua chez lui une véritable crise de sentimentalité : « J'ai passé les nuits, écrivait-il à Bouilhet, dans des intensités rêveuses infinies ». Il semble qu'il y ait contracté la syphilis. Quoi qu'il en soit, en mai de la même année, Flaubert repassant par Esneh constate que Ruchouk-Hanem avait été malade.

L'alopécie précoce de Flaubert coïncidant d'après l'observation du docteur Binet-Sanglé avec son retour d'Egypte, ses poussées de furoncles, ses violents accès de céphalées à forme vespérale très fréquents, surtout dans les dernières années de sa vie, concourent à prouver le bien-fondé de ce diagnostic.

Pendant les deux ans que dure le voyage en Orient, Flaubert n'a aucune crise.

En 1852, Flaubert se brouille avec M. du Camp, rompt avec Louise Collet sa maîtresse, en 1854 il perd un oncle qu'il aimait beaucoup et ces divers ennuis ont une influence nerveuse fâcheuse. Il souffre à cette époque d'une glossite aiguë causée sans doute par une morsure de langue survenue au cours d'une crise; il écrit à Bouilhet qu'il a « la langue enflée, grosse comme la langue d'un bœuf ».

En 1857, à 36 ans, il écrit : « Je suis malade de peur, toutes sortes d'angoisses m'emplissent ».

Les vingt dernières années de sa vie ne sont qu'une longue souffrance : gastralgies, douleurs de l'occiput, furonculose de la face, grippe, accès d'asthénie, palpitations, migraines rebelles, blépharite, vomissements, douleurs rhumatismales, lumbago se succèdent; il a des affaissements psychiques, des crises de larmes, et le docteur Hardy consulté, le traite de « vieille femme hystérique » et lui ordonne le séjour en montagne. Flaubert déclare qu'il frise la folie et le suicide; les crises sont fréquentes avec dans l'intervalle des migraines rebelles et de l'hypochondrie.

Enfin, le 8 mai 1880, Flaubert mourut. Dans la matinée il eut une crise nerveuse et s'éteignit après avoir articulé quelques paroles inintelligibles.

On a beaucoup discuté sur la cause de la mort de Flaubert. M. du Camp, les Goncourt, M. Henry Céard estiment que leur ami est mort d'asphyxie au cours d'une crise d'épilepsie; le docteur Dumesnil s'appuyant sur le témoignage du docteur Tourneux qui constata le décès, conclut à une hémorragie cérébrale. Les uns et les autres citent d'excellents arguments à l'appui de leur thèse, il est, croyons-nous, bien difficile de se faire une opinion exacte.

III

Flaubert a donc été un malade toute sa vie. Les premières attaques du mal le frappèrent si terriblement qu'il se crut de bonne heure condamné à la réclusion. Ce mal lui fait voir toutes choses sous leur pire aspect, et sa sensibilité l'exaspère : « S'il suffisait d'avoir les nerfs sensibles pour être poète, écrit-il, je vaudrais mieux que Shakespeare et qu'Homère lequel je me figure avoir été un homme peu nerveux ».

Cette névrose a eu sur le caractère de Flaubert une influence considérable ; nous allons en dégager les principales manifestations.

Ses hallucinations sont connues et grâce à la culture médicale qu'il possédait, Flaubert nous en a donné des descriptions saisissantes :

« Mes attaques de nerfs ne sont que des déclivités involontaires d'idées, d'images ; l'élément psychique alors saute, saute par-dessus moi, et la conscience disparaît avec le sentiment de la vie. Je suis sûr que je sais ce que c'est que de mourir, j'ai souvent senti nettement mon âme qui s'échappait, comme on sent le sang qui coule par l'ouverture d'une saignée. Ce diable de livre m'a fait rêver Alfred, toute la nuit ; à 9 heures, je me suis réveillé et rendormi, alors j'ai rêvé le château de la Roche-Gugon, il se trouvait derrière Croisset, et je m'étonnais de m'en apercevoir pour la première fois... Est-ce Louis Lambert qui a appelé Alfred cette nuit (il y a huit mois, j'ai rêvé des lions, et, au moment où je rêvais, un bateau portant une ménagerie passait sous mes fenêtres). Oh! comme on se sent près de la folie quelquefois: moi surtout!... Depuis un mois du reste, je suis dans un singulier état d'exaltation ou plutôt de vibration; à la moindre idée qui va me venir, j'éprouve quelque chose de cet effet singulier que l'on ressent aux ongles en passant auprès d'une harpe ». (Lettre à Louis Collet.)

« Je viens d'être assez secoué, et il me reste de tout cela une torpeur invincible. Hier et aujourd'hui j'ai passé tout l'après-midi à dormir comme un homme ivre, j'avais (nerveusement parlant) la sensation interne d'un homme qui aurait bu six bouteilles d'eau-de-vie ». (Lettre à Louise Collet.)

« Comme j'ai bâti des drames féroces à la Morgue où j'avais la rage d'aller autrefois... Ah tu ne deviens pas folle, toi! Tu as la tête d'aplomb. La folie et la luxure sont deux choses que j'ai tellement sondées, où j'ai si bien navigué par ma volonté que je ne serai jamais je l'espère, ni un aliéné, ni ùn de Sade. Ma maladie de nerfs a été l'écume de ces petites facéties intellectuelles. Chaque attaque était comme une sorte d'hémorragie de l'innervation, c'était des pertes séminales de la faculté pittoresque du cerveau, cent mille images sautant à la fois, en feux d'artifices. Il y avait un arrachement de l'âme d'avec le corps atroce ». (Lettre à Louise Collet.)

« Vous me demandez comment je me suis guéri des hallucinations nerveuses que je subissais autrefois? Par deux moyens: 1° en les étudiant scientifiquement, c'est-à-dire en tâchant de m'en rendre compte, et 2° par la force de la volonté, j'ai souvent senti la folie me venir. C'était dans ma pauvre cervelle un tourbillon d'idées et d'images où il me semblait que ma conscience, que mon moi sombrait comme un vaisseau sous la tempête... J'ai joué avec la démence et le fantastique, comme Mithridate avec les poisons. » (Lettre à Mlle Leroyer de Chantepie.)

Plus tard il écrit à Taine :

« Mes personnages imaginaires m'affectent, me poursuivent, ou plutôt c'est moi qui suis en eux. Quand j'écrivais l'empoisonnement d'Emma Bovary, j'avais si bien le goût d'arsenic dans la bouche, j'étais si bien empoisonné moi-même que je me suis donné deux indigestions très réelles, car j'ai vomi tout mon dîner.

» N'assimilez pas la vision intérieure de l'artiste à celle de l'homme vraiment halluciné. Je connais parfaitement les deux états, il y a un abîme entre eux. Dans l'hallucination proprement dite, il y a toujours terreur; vous sentez que votre personnalité vous échappe : on croit que l'on va mourir ».

Lorsqu'on lit la correspondance de Flaubert, on est frappé du sentiment profond de découragement et d'ennui qui y règne. Evidemment, ce sentiment fut la tare de toute sa génération, mais il semble que sa névrose l'ait exaspéré et Taine a écrit de Flaubert « qu'il fabriquait de l'ennui sans relâche ». Et lui-même écrivait à son ami de Cormenin : « Connaissez-vous l'ennui, cet ennui moderne qui ronge l'homme dans les entrailles et d'un être intelligent fait une ombre qui marche, un fantôme qui pense. Ah! je vous plains si cette lèpre-là vous est connue. On s'en croit guéri parfois, mais un beau jour on se réveille souffrant plus que jamais! »

Parfois éclate au contraire un accès de gaieté exubérante :

« Je veux une masse de facéties, écrit-il, de dévergondage, d'emportements, le tout pêle-mêle, en fouillis, sans ordre, en vrac, comme lorsque nous parlons ensemble et que la conversation va, court, gambade, que la verve vient, que le rire éclate, que la joie nous saccade les épaules et qu'on roule au fond du cabriolet comme en un jour de convulsive mémoire ».

Il va même jusqu'à donner des conseils à un ami mélancolique: « Remonte-toi le moral, N. de D., suis un régime sévère, fais des farces la nuit, casse les reverbères, dispute-toi avec les cochers de fiacre, fume raide, va dans les cafés, f... le camp sans payer, donne des enfoncements dans les chapeaux, rote au nez des gens, dissipe la mélancolie et remercie la Providence ».

D'autres fois, Flaubert s'adonne à la grosse farce: en 1874 il est en Suisse et son ami Laporte vient le rejoindre. Pour délasser son compagnon, fatigué par une nuit de chemin de fer, Flaubert veut le doucher, mais il se trompe de robinet, ne peut refermer ceux qu'il a ouverts et provoque une inondation dans l'hôtel. A Lucerne, Flaubert se donne pour ingénieur et Laporte est son commis. A Lausanne, c'est le contraire, Laporte est « président de la Chambre de commerce de Grand-Couronne », et Flaubert son secrétaire. A leur retour en France, les deux amis emportent deux kilos de tabac; à la douane Flaubert se dit ministre plénipotentiaire, se fait appeller Excellence par son ami, narguant les douaniers ébahis. En 1875, partant avec le même Laporte en excursion en Normandie, Flaubert achête de grands crayons de charpentier qui lui servent à manifester partout son opinion sur le maréchal de Mac-Mahon qu'il déteste. Et sur les murs, sur les parois des wagons, il se répand en gros mots à l'adresse du maréchal comme eût fait un enfant de 10 ans.

Un autre jour en chemin de fer, un voyageur après

l'avoir dévisagé, lui dit : « N'êtes-vous pas de Montauban et ne voyagez-vous pas pour les huiles? » « Non, répond Flaubert, mais pour le vinaigre ».

Une autre bizarrerie de Flaubert est l'emploi dans sa correspondance et dans ses notes, dans tout ce qui n'est pas destiné à être livré au public, des mots les plus vulgaires et les plus grossiers : « Je sens contre la bêtise de mon époque, écrit-il, des flots de haine qui m'étouffent. Il me monte de la m... à la bouche comme dans les hernies étranglées. Mais je veux la garder, la figer, la durcir ; j'en veux faire une pâte dont je barbouillerai le XIXe siècle, comme on dore de bouse de vache les pagodes indiennes ».

On pourra lire d'autres exemples de cette coprolalie dans les scénarios de *Madame Bovary* et de *Salambô* que donnent l'édition Conard (1910).

Signalons dans *Madame Bovary* un rapprochement bizarre : Charles est heureux de voir sa femme lui revenir et lui faire mille grâces ; aussi il s'en allait chaque matin « ruminant son bonheur comme ceux qui mâchent encore après dîner des truffes qu'ils digèrent ».

Flaubert eut toute sa vie le dégoût de l'action. Il écrivait à Louise Collet : « L'action m'a toujours dégoûté au suprême degré, elle me semble appartenir au côté animal de l'existence », il répétait que « le mouvement est délétère, et citait avec complaisance le proverbe arabe : « Il vaut mieux être assis que debout et couché qu'assis ».

M. du Camp a raconté un fait qui montre combien était grande cette peur de l'action. Au jour du départ fixé pour leur voyage en Orient, du Camp va prendre son ami et le trouve étendu sur une peau d'ours noir :

« Je crus qu'il dormait ; un soupir me détrompa. Jamais je ne vis une telle prostration. A mes questions, il ne

répondait que par des gémissements: « Jamais je ne re-
» verrai ma mère, ce voyage est trop long. C'est toute la
» destinée, c'est folie. Pourquoi partons-nous? »

Cependant il voyagea beaucoup puisque en plus de son séjour de deux ans en Orient il vint à plusieurs reprises en Provence, il visita la Corse, les Pyrénées, fit plusieurs excursions en Bretagne, alla voir l'emplacement et les ruines de Carthage et se rendit à plusieurs reprises en Suisse. Au cours de ces déplacements, traité en poule mouillée par ses amis, en particulier par Maxime du Camp, il proteste et veut paraître intrépide: « Tout le temps de la traversée, écrit-il à sa mère, j'ai été un des plus gaillards, si ce n'est le plus gaillard des passagers... Pour moi, promenades sur le pont, dîners avec l'état-major, stations sur la passerelle du commandant où je me piète dans des attitudes à la Jean-Bart, la casquette sur le côté et le cigare au bec. Bref, je suis un gars! »

Parfois il veut ahurir le bourgeois et répète qu'il y a en lui un commis voyageur turbulent et avide de courir les grandes routes.

Ainsi Flaubert nous apparaît comme un homme à contrastes. Nous retrouvons cette opposition dans l'écrivain. Dans sa jeunesse, il écrit avec une facilité inouïe, la première *Tentation de saint Antoine* en est la preuve; on y trouve un lyrisme abondant et les images viennent en foule. Plus tard, sous l'influence de sa névrose, le travail lui est d'une difficulté inouïe, il lui faut pour écrire un isolement presque complet et un calme absolu; aussi travaille-t-il surtout la nuit. Assis devant sa table, il gémit: « Quatre heures sans pouvoir faire une phrase. — J'ai esquissé, gâché, pataugé, tâtonné. Quelle polissonnerie que le style! — Il est difficile de rendre clair ce qui est obscur dans la pensée. — Je suis humilié de la rétivité de ma plume! » Il n'écrit qu'après s'être documenté à fond; c'est un bourreau de lecture. Il calcule par exemple, en juin 1874 que, depuis le mois d'août 1872, il a lu exactement 309 volumes, soit environ un volume tous les deux jours.

Et lorsqu'il a enfin ciselé ses phrases c'est une détente pour lui que « le gueuloir » qui consiste à hurler pour en apprécier la cadence et le fini, la page qu'il vient d'écrire.

Un autre symptôme névrosique est cette sorte d'égoïsme qui veut qu'en dehors de la littérature tout lui paraisse superflu sinon nuisible. Il écrit dans une lettre: « Ils ne savent qu'imaginer pour me tourmenter; ils ne seront vraiment heureux que lorsqu'il n'y aura plus ni écrivains, ni dramaturges, ni livres, ni théâtre ».

Cet égoïsme littéraire est tellement poussé à fond qu'il en vient à dire: « Une lecture m'émeut plus qu'un malheur réel ». Et comme Stéphane Mallarmé, il aurait pu déclarer: « Le monde est fait pour aboutir à un bon livre ».

Flaubert nous apparaît en somme comme un homme à double personnalité. Il a d'ailleurs écrit à Louise Collet: « Il y a en moi littérairement parlant deux bonshommes distincts, un qui est épris de gueulades, de lyrisme, de grands vols d'aigles, de toutes les sonorités de la phrase et des sommets de l'idée — un autre qui creuse et qui fouille le vrai tant qu'il peut, qui aime à accuser le petit fait aussi puissamment que le grand, qui voudrait vous faire sentir presque matériellement les choses qu'il reproduit ».

Ces deux bonshommes nous les retrouvons partout; un homme qui fabrique de l'ennui, un autre qui fait des farces et remonte le moral de ses camarades, un homme qui ne veut pas sortir de chez lui, un autre qui voyage, un homme qui s'émeut plus à la lecture d'un livre qu'à la vue d'un malheur réel et un autre qui écrit à sa nièce : « On souffre trop, surtout quand on est comme moi un véritable écorché, le moindre contact me déchire ». Enfin, un homme qui désigne tout par les termes les plus vulgaires, même les plus orduriers, un autre qui écrit dans la première *Tentation de saint Antoine:* « L'art aussi a ses spasmes fous et des enchantements sans fin. Sous son baiser d'amour, des illuminations magnifiques auraient flambé dans la tête, où l'idée comme une torche sur les ondes eût balancé, en des profondeurs limpides, sa lueur élargie et ses aigrettes multipliées... Perdu dans l'ombre, le monde, en bas, aurait passé sans bruit ». C'est aussi cet homme qui a écrit une prose admirable, scandée comme des alexandrins, orchestrée comme une partition de Wagner.

La plupart des critiques s'accordent à refuser à cet homme paradoxal les qualités supérieures de l'esprit: Brunetière le qualifie d'inintelligent. « Il y a là, dit Anatole France, de quoi humilier notre petite sagesse; cet homme qui avait le secret des paroles infinies, n'était pas intelligent ». (Anatole France. *Vie littéraire.*)

Et Emile Faguet dit de lui dans sa Collection des « Grands écrivains français » :

« Il n'aime pas les hommes intelligents, les auteurs dont le mérite est d'avoir des idées. Il est limité de ce côté-là d'une manière incroyable... Le domeine des idées lui est absolument fermé ».

Nous médecin, nous sommes moins sévère, nous voyons avant tout un malade et admirons l'énergie farouche avec laquelle il lutte. Nous souscrivons entièrement au jugement qu'il portait sur lui-même : « N'importe, j'aurai toujours valu quelque chose par mon entêtement. Mon œuvre sera toujours une œuvre de rude volonté. Le génie c'est Dieu qui le donne, mais le talent nous regarde, avec de la patience, on y arrive ».

IV

Lorsqu'on lit les romans de Flaubert et qu'on cherche à en caractériser les personnages, on constate que presque tous sont des anormaux ou des malades. Il semble même que l'auteur ait voulu vulgariser quelques-uns des types mentaux que l'on est appelé à rencontrer. Il nous paraît donc intéressant d'étudier les plus caractéristiques d'entr'eux. Nous éliminerons deux ouvrages: *Bouvard et Pécuchet* qui est un livre inachevé, confus, flou, publié du reste après la mort de Flaubert, et *Salammbô*. Le fait essentiel de *Salammbô* est la lutte entre Carthage et l'armée des mercenaires. Les deux principaux personnages sont deux collectivités, et l'étude de foules aussi complexes sortirait du cadre de notre travail. Nous signalerons cependant comme imaginé sous une influence névrosique, le chapitre intitulé « le Serpent », qui nous montre Salammbô éprouvant ses premières sensations amoureuses sous l'étreinte d'un python.

Il est courant de dire que tous les personnages de Flaubert ont été vus par lui. On sait qu'il prit l'idée de la *Tentation de saint Antoine* dans un tableau de Breughel, à Gênes et celle de la *Légende de saint Julien l'hospitalier* dans un vitrail de l'église de Caudebec. Félicité de *Un cœur simple* a été connue de lui, et le ménage Bovary avait été rencontré plusieurs fois chez son père. *L'éducation sentimentale* évoque le souvenir de l'amour ressenti par Flaubert à 17 ans, pour une femme mariée rencontrée à Trouville, amour qui resta purement platonique. C'est aussi à Trouville que plus tard il rencontra un pharmacien qui lui servit à créer le fameux Homais.

De tous les personnages, deux apparaissent plus anormaux que les autres : saint Julien un obsédé impulsif et saint Antoine un halluciné. Nous les étudierons donc en premier lieu.

Saint Julien l'hospitalier. — Tout au long de son histoire, Julien nous apparaît comme un obsédé et un impulsif. Son père, un chevalier qui a beaucoup bataillé, s'adonne fréquemment à des libations et c'est dans une hallucination qu'il entend dire de son fils : « Ah, ah, ton fils, beaucoup de sang, beaucoup de gloire ! » La mère cloîtrée dans son manoir est vertueuse et mystique. Julien est élevé sous cette double influence belliqueuse et religieuse. Un jour à l'église, il voit une petite souris blanche errer sur les marches de l'autel. Le dimanche suivant l'idée qu'il peut la revoir le trouble ; il en éprouve une véritable angoisse. Il la revoit et peu à peu se prend de haine contre elle. Cette souris lui devient une obsession et tout se termine par le massacre de l'animal. L'obsession cesse et Julien « demeure stupéfait devant ce petit corps qui ne bouge plus ». Désormais tout animal vivant fait naître en lui la même angoisse obsédante et Julien en arrive bientôt aux grandes tueries. Sans pitié il extermine un nombre incalculable d'animaux de toutes sortes. Un seul cerf demeure avec sa biche et son faon ; Julien les tue tous les trois et le cerf lui jette cette malédiction : « Maudit, maudit ! Un jour cœur féroce, tu assassineras ton père et ta mère... » « Il fut stupéfait, puis accablé d'une fatigue soudaine ; un dégoût, une tristesse immense l'envahit ».

Dès lors la prédiction l'obsède. Il s'en va au hasard des aventures dans le seul but d'échapper à son idée fixe. Loin de son pays, il se marie et paraît guéri, mais l'obsession de la chasse le reprend : « La soif de carnage le reprenait ; les bêtes manquaient, il aurait voulu massacrer les hommes. » Ses parents qui le cherchaient arrivent à son manoir un soir où il est à la chasse. Sa femme cède son lit à ses beaux parents (chose considérée comme un acte de politesse au moyen-âge). Julien arrive et se croyant trompé tue sans le savoir son père et sa mère. Il achève son crime en obsédé, trépignant, écumant et hurlant, entendant dans une hallucination suprême les râles des deux victimes se muer en le bramement du cerf qui lui avait prédit son crime.

La Tentation de saint Antoine. — Saint Antoine est un dégénéré mystique. Il croit que tout est vain sauf Dieu et que par conséquent rien ne vaut la peine qu'on s'en occupe. Aussi tous les penchants qu'il a cru décrier s'insurgent et le persécutent. Le début de sa crise est constitué par du découragement, de la tristesse, des idées fixes d'abandon en particulier : « On s'inquiète si peu de me donner des nouvelles ! Tous mes disciples m'ont quitté, Hilarion comme les autres ». Le délire apparaît peu à peu : ce sont d'abord des illusions, puis la faim produit un commencement d'hallucination. Ces hallucinations deviennent plus violentes et se compliquent : visuelles, auditives ; enfin apparaît la crise érotique (vision de la reine de Saba) : « Encore... mais voilà qu'un chatouillement me parcourt, quel supplice ! Quelles délices ! Ce sont comme des baisers ; ma moelle se fond ! Je meurs ! »

Un cœur simple. — Félicité, le cœur simple, est une débile. Elle ne s'arrête qu'aux petits détails. De tous les habitués de la maison de sa maîtresse, celui qu'elle estime le plus est « M. Bourmais, ancien avoué. Sa cravate blanche, et sa calvitie, le jabot de sa chemise, son ample redingote brune, sa façon de priser en arrondissant le bras, tout son individu lui produisait ce trouble où nous jette le spectacle des hommes extraordinaires ». Dans le catéchisme, ce qui la frappe, c'est « le Paradis, le déluge et la tour de Babel, des villes tout en flammes, des peuples qui mouraient, des idoles renversées, et elle garda de cet éblouissement le respect du Très-Haut et la crainte de sa colère ». Ses décisions sont promptes et les distances ne sont pas un obstacle à ses déplacements. Un soir elle pense à son neveu matelot qui doit partir le lendemain en voyage, et sans rien dire à personne « après le dîner elle chaussa ses galoches et avala les quatre lieues qui séparent Pont-l'Evêque de Honfleur ». Plus tard, elle fait le même trajet en voiture près de sa maîtresse qui va voir une fille malade. Tout à coup Félicité se rappelle avoir oublié de fermer une porte. Elle descend de voiture, retour à Pont-l'Evêque, ferme la porte et repart à pied pour Honfleur.

Un autre jour elle apprend la mort de son neveu et en éprouve un grand chagrin. Soudain « elle se rappela sa lessive, l'ayant coulée la veille, il fallait aujourd'hui la rincer »... et elle en oublie sa douleur.

Mme Bovary. — Mme Bovary est une débile, une imaginative maladive et une sentimentale. Ses connaissances se réduisent à peu de choses et ses conceptions sont bizarres. Pour elle un mari ne saurait être autre chose qu'un homme « vêtu d'un habit de velours à longues basques, et qui porte des bottes molles, un chapeau pointu et des manchettes ». Quand à sa conception de l'amour, la voici. Pour elle « toutes les fièvres de la chair et les langueurs de la tendresse ne se séparaient donc pas du balcon des grands châteaux qui sont pleins de loisirs; d'un boudoir à stores de soie avec un tapis bien épais, des jardinières remplies, un lit monté sur une estrade, ni du scintillement des pierres précieuses et des aiguillettes de la livrée ».

Dans toutes ses émotions, on ne trouve que deux notes: la note mystique et la note sentimentale, les deux se confondant souvent. Dans sa jeunesse « elle s'assoupit doucement à la langueur mystique qui s'exhale des parfums de l'autel, de la fraîcheur des bénitiers et du rayonnement des cierges. Au lieu de suivre sa messe elle regardait dans son livre les vignettes pieuses bordées d'azur, et elle aimait la brebis malade, le Sacré-Cœur percé de flèches aiguës ». Plus tard après ses déboires amoureux « elle entrevoit parmi les illusions de son espoir un état de pureté flottant au-dessus de la terre, se confondant avec le ciel et où elle aspira d'être. Elle voulut devenir une sainte »... Quand elle allait à confesse elle inventait de petits péchés, afin de rester là plus longtemps à genoux dans l'ombre, les mains jointes, le visage à la grille, sous le chuchotement du prêtre... Les comparaisons de fiancé, d'époux, d'amant céleste et de mariage éternel, qui reviennent dans les sermons, lui soulevaient au fond de l'âme des douceurs inattendues ». De plus, elle a un besoin inconscient de mentir sans utilité: « Le mensonge devint chez elle un besoin, une manie, un plaisir au point que si elle disait avoir passé hier par le côté droit d'une rue, il fallait croire qu'elle avait pris par le côté gauche ».

Elle paraît avoir des crises nerveuses: « En de certains jours, elle bavardait avec une abondance fébrile; à ces exaltations succédaient tout à coup des torpeurs où elle restait sans parler, sans bouger. Ce qui la ranimait alors, c'était de se répandre sur les bras un flacon d'eau de Cologne ».

Emma Bovary n'est pas le seul personnage anormal du roman: Charles et Justin sont tous deux des débiles, et l'immortel Homais est un inintelligent dont la culture intellectuelle se réduit à une demi instruction, à une série de tiroirs qu'il ouvre et vide en entier; il manque complètement d'esprit critique.

L'Education sentimentale est le tableau de l'état mental d'une époque. Il n'y a pas un type morbide comme saint Julien ou Emma Bovary, mais une série de malades atteints de ce « mal du siècle » dont Musset, dans sa *Confession d'un Enfant du Siècle* nous a puissamment décrit l'étiologie.

Frédéric Moreau, le héros du roman, est un homme qui, ayant tout pour réussir: intelligence, fortune, beauté physique, et s'étant agité quelques semaines durant au hasard des événements, reconnaît un jour l'impuissance de ses efforts et conclut à leur inutilité. « C'est merveille, dit Faguet, comme il fait le propos d'être philosophe sous l'influence d'un ami, journaliste à l'instigation d'un autre, homme politique sous l'impulsion des événements de 48; comme il prête à l'un, promet à l'autre, donne à celui-ci la somme qu'il a mise en réserve pour celui-là et s'aperçoit seulement à 50 ans qu'il a vécu en zigzags et qu'il était né avec la vocation impérieuse de ne rien faire ». C'est surtout un aboulique. Pris par une idée de suicide « Frédéric se pencha. Le parapet était un peu large, et ce fut par lassitude qu'il n'essaya pas de le franchir ». Pour prendre des décisions il s'adresse surtout au hasard: « Pour savoir s'il irait chez Mme Arnoux, il jeta par trois fois en l'air des pièces de monnaie ». Il ne paraît pas avoir le sens des réalités; le voici au milieu d'une émeute: « Frédéric ne bougeait pas, fasciné d'ailleurs et s'amusant extrêmement. Les blessés qui tombaient, les morts étendus n'avaient pas l'air de vrais blessés, de vrais morts. Il lui semblait assister à un spectacle ». A côté de sa passion pour Mme Arnoux, il a un autre amour pour une demi-mondaine Rosannette. Or, chaque fois qu'il se trouve près de l'une, il désire l'autre: « Si Mme Arnoux venait à l'effleurer du bout du doigt seulement, l'image de l'autre tout de suite se présentait à son désir parce qu'il avait de ce côté-là une chance moins lointaine, et dans la compagnie de Rosannette, quand il lui arrivait d'avoir le cœur ému, il se rappelait immédiatement son grand amour... Lassé, plein de désirs contradictoires et ne sachant même plus ce qu'il voulait, il éprouvait une tristesse démesurée, une envie de mourir! » Notons aussi une tendance aux hallucinations et aux obsessions. Obligé de se battre en duel, il se dit tout de suite: « Oui, je serai tué, et tout à coup il aperçut sa mère en robe noire ». Quand il apprend que Rosannette est enceinte de lui « sa rêverie devint tellement profonde qu'il eut une sorte d'hallucination. Il voyait là sur le tapis, une petite fille; elle ressemblait à Mme Arnoux et à lui-même et il lui semblait entendre sa voix: Papa, Papa! » Enfin sa passion pour Mme Arnoux est obsédante, tourne à l'idée fixe: « La contemplation de cette femme l'énervait comme l'usage d'un parfum trop fort. Cela descendait dans les profondeurs de son tempérament et devenait presque une manière générale de sentir, un mode nouveau d'exister ».

Son ami Deslauriers manque de jugement et de sens critique. Pour lui tout fonctionne mathématiquement. Quand à la fin du roman Frédéric et lui font leur examen de conscience, Deslauriers conclut très justement: « J'ai pêché par excès de rectitude, sans tenir compte de mille choses secondaires, plus fortes que tout. J'avais trop de logique et toi trop de sentiments ».

Pellerin est un raté, Régimbart un alcoolique, Dussardier un débile fanatique.

Ainsi nous retrouvons chez la plupart des malades que nous présente Flaubert quelques-uns des caractères de la névrose de leur auteur. Presque tous sont sujets à des hallucinations depuis les grandes hallucinations visuelles et auditives de saint Antoine jusqu'aux simples tendances hallucinatoires de Frédéric Moreau; presque tous deviennent esclaves d'idées fixes; tous, à part saint Julien, ont le dégoût de l'action et sont des indécis. Enfin presque tous sont des psychasthéniques dont on peut dire « qu'ils restent malheureux parce qu'ils ne peuvent relever leur niveau mental jusqu'à obtenir la jouissance du présent ce qui est le seul remède de l'ennui ».

Sur chacun d'eux on peut porter le jugement que portait sur Flaubert une femme qui l'avait connu depuis l'âge de 18 ans : « Ce qui manquait à sa nature c'était l'intérêt aux choses extérieures, aux choses utiles ».

V

Quelle était donc la nature de la névrose de Flaubert? Dans sa thèse remarquable sur *Flaubert et la Médecine* (Paris, 1905), M. le docteur Dumesnil a rejeté le diagnostic d'épilepsie admis jusqu'alors pour le remplacer par celui de « hystéro-neurasthénie ». Aujourd'hui que nous sommes libérés en partie des théories de Charcot et que la guerre a modifié beaucoup de nos notions sur l'épilepsie, il nous semble que l'on doive revenir au diagnostic d'épilepsie.

Flaubert présente l'aura épileptique: aura visuelle d'abord, auditive ensuite et que M. du Camp nous décrit dans les pages que nous avons citées de lui au début de ce travail. Il note « la pâleur de la face » du début de la crise à une époque où ce signe n'était pas encore décrit dans la symptomatologie comitiale. Flaubert a peur de ses crises, peur spéciale aux épileptiques; le pithiatique au contraire les désire presque. Il recherche la solitude, veut cacher son mal, alors qu'au contraire la crise hystérique ne se produit que devant témoins et d'autant plus bruyante que le nombre des témoins est plus grand.

Le docteur Dumesnil fait remarquer que Flaubert ne perd pas connaissance et cite à ce propos une lettre à Louise Collet dans laquelle se trouve cette phrase: « Il y avait (dans ces crises) un arrachement de l'âme d'avec le corps atroce (j'ai la conviction d'être mort plusieurs fois), mais ce qui constitue la personnalité, *l'être-raison allait jusqu'au bout*, sans cela la souffrance eût été nulle, car j'aurais été purement passif et j'avais toujours conscience même quand je ne pouvais plus parler; alors l'âme était repliée sur elle-même comme un hérisson qui se ferait mal avec ses propres pointes ». Flaubert dit bien « j'avais conscience », mais il se contredit dans une autre lettre à la même Louise Collet: « L'élément psychique alors saute par-dessus moi, et *la conscienie disparaît avec le sentiment de la vie*. Je suis sûr que je sais ce que c'est que mourir. J'ai souvent senti nettement mon âme qui m'échappait comme on sent le sang qui coule par l'ouverture d'une saignée ». Les deux lettres sont aussi affirmatives l'une que l'autre, mais d'autres signes complétant le tableau de la symptomatologie comitiale il semble que l'on doive admettre que Flaubert perdait connaissance. Et même, ne peut-on admettre qu'un épileptique ait perdu connaissance au point d'oublier qu'il a perdu connaissance?

Enfin, après la crise apparaît la torpeur des comitiaux. Flaubert écrit: « Je viens d'être assez secoué et il me résulte de tout cela une torpeur invincible. Hier et aujourd'hui j'ai passé l'après-midi à dormir comme un homme ivre. J'avais (nerveusement parlant) la sensation interne d'un homme qui aurait bu six bouteilles d'eau-de-vie, j'étais brute et étourdi! » Notons enfin des hallucinations visuelles: « Entre le monde et moi il existait je ne sais quel vitrail peint avec des raies de feu et des arabesques d'or », la mobilité de son caractère et des manies, tous signes comitiaux sur lesquels a insisté notre maître M. le professeur Rimbaud dans un article sur le « Diagnostic des épilepsies » (*Journal médical français*, 15 avril 1912).

M. Dumesnil remarque que Flaubert a eu sa première crise à 22 ans et que cette apparition tardive n'est pas en faveur de l'épilepsie qui se déclare habituellement dès l'enfance. La guerre a changé nos opinions là-dessus et nous avons eu l'occasion de voir, au Centre neurologique de la XVIe Région, des malades dont les crises étaient apparues à plus de 25 ans et qui étaient nettement des comitiaux.

Rappelons en outre la glossite dont a souffert Flaubert et qui apparaît tout naturellement comme causée par une morsure de langue.

Enfin M. Dumesnil note que Flaubert ne se plaint pas d'avoir eu de l'incontinence d'urine. Rien ne prouve qu'il n'en ait pas eu; ce n'est pas chose tellement agréable qu'il ait éprouvé le besoin de l'écrire à sa maîtresse et à ses amis.

VI

Cette étude nous a permis de connaître les affres physiques et morales de Gustave Flaubert; mais ce n'est pas à une conclusion peu favorable que nous voulons arriver. Flaubert nous apparaît comme un exemple. Très épris de son art, il a eu à lutter beaucoup pour le faire triompher; il a dû lutter contre son mal, contre ses ennemis, contre ses amis qui lui proposaient toujours des corrections, et le sachant malade avaient l'air de le prendre en pitié. Son énergie et sa volonté lui ont permis de venir à bout de tous les obstacles et de se classer à la place magnifique qu'il occupe dans la littérature française. Nous aurons nous aussi souvent à lutter au cours de notre carrière: lutte contre le mal, lutte contre les préjugés. Puisse le souvenir de Flaubert nous être un précieux encouragement et nous aider à triompher.

BIBLIOGRAPHIE

On a énormément écrit sur la maladie de Flaubert; pour éviter des oublis regrettables, nous ne citons que les principaux ouvrages que nous avons consultés:

BERTRAND (Louis). — Gustave Flaubert. *Mercure de France,* 1912.

CAMP (Maxime du). — Souvenirs littéraires.

CÉARD (Henri). — Articles dans divers journaux et périodiques.

Chronique médicale, années 1900-1903. Articles des docteurs Binet-Sanglé, Fortin, Gélineau, Legrand, Michault, Le Pileur, Félix Regnault.

DESCHARMES (René) et DUMESNIL (René). — Autour de Flaubert. 2 volumes. *Mercure de France,* 1912.

DUMESNIL (Docteur René). — Flaubert et la médecine. *Thèse Paris,* 1905.

FLAUBERT (Gustave). — Œuvres complètes. Edit. Conard et Fasquelle.

GRASSET (Professeur). — Demi-fous et demi-responsables. Alcan, 1907.

LASTIC (docteur de). — La pathologie mentale dans les œuvres de Flaubert. *Thèse Paris,* 1906.

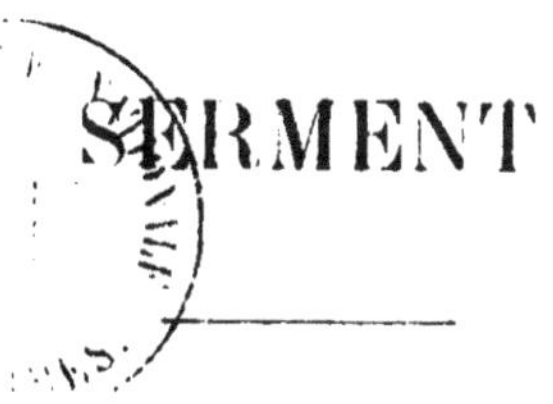

SERMENT

En présence des Maîtres de cette Ecole, de mes chers condisciples et devant l'effigie d'Hippocrate, je promets et je jure, au nom de l'Etre suprême, d'être fidèle aux lois de l'honneur et de la probité dans l'exercice de la Médecine. Je donnerai mes soins gratuits à l'indigent, et n'exigerai jamais un salaire au-dessus de mon travail. Admis dans l'intérieur des maisons, mes yeux ne verront pas ce qui s'y passe; ma langue taira les secrets qui me seront confiés, et mon état ne servira pas à corrompre les mœurs ni à favoriser le crime. Respectueux et reconnaissant envers mes Maîtres, je rendrai à leurs enfants l'instruction que j'ai reçue de leurs pères.

Que les hommes m'accordent leur estime si je suis fidèle à mes promesses! Que je sois couvert d'opprobre et méprisé de mes confrères si j'y manque!

www.ingramcontent.com/pod-product-compliance
Ingram Content Group UK Ltd.
Pitfield, Milton Keynes, MK11 3LW, UK
UKHW022000260726
13994UKWH00004B/1863

9 782329 401126